HOMMAGE

AU

CERCLE MÉDICAL.

HOMMAGE

AU

CERCLE MÉDICAL.

GUIRLANDE

A SON PRÉSIDENT HONORAIRE PERPÉTUEL,

A. PORTAL,

PREMIER MÉDECIN DU ROI, MEMBRE DE L'INSTITUT.

Par V.-P. Timoléon DUSSI,

ÉLÈVE EN MÉDECINE.

Vis unità fortior.

PARIS,

IMPRIMERIE DE FAIN, PLACE DE L'ODÉON.

1819.

ANTE-SCRIPTUM.

A MM. LES MEMBRES DU CERCLE MÉDICAL.

Messieurs,

On fait des préfaces souvent plus longues que le livre même qu'elles précèdent, pour convaincre l'indulgent lecteur de l'excellence de son ouvrage, et des justes raisons qu'on a eues de le lui offrir. Je voudrais, moi, vous demander pardon en quatre lignes du défaut de mérite de cet opuscule, et des motifs qui auraient peut-être dû m'empêcher de le publier; je me bornerai à dire qu'un seul m'a décidé à le faire paraître; c'est que n'étant pas tout entier de ma composition, j'ai pu douter que tout en fût mauvais.

Livré à l'étude d'un art qui m'a semblé, jusqu'à ce jour, le plus noble, le plus digne du vrai philanthrope, j'ai eu le bonheur d'en puiser les premiers principes à l'école d'un maître dont le premier soin, après celui d'agrandir le cercle des connaissances médicales, fut toujours d'initier aux mystères de son sacerdoce les jeunes adeptes qu'un demi-siècle a vus, ses ouvrages à la main, se presser en foule à ses savantes leçons.

Mon admiration et mon respect pour ce vénérable ministre d'Esculape, se reportent naturellement sur la religion du dieu dont il dessert si bien les autels. Courageux ennemi des schismes, qui trop long-temps partagèrent cette religion profanée, je l'ai souvent entendu déplorer les funestes divisions qui déchiraient le sein d'une république médicale, formée sous ses auspices, d'une république dont il devait être deux fois le fondateur.

Et quel autre, Messieurs, était plus digne que votre illustre président honoraire de devenir le centre éclatant de votre cercle? Celui qui, nourri dès son enfance dans les principes de l'école arabe, vint à la fleur de l'âge, s'asseoir dans la chaire de Vesale; qui, rassemblant les étincelles éparses, émanées de ce génie sublime, ralluma dans le sanctuaire de votre école le flambeau presqu'éteint de l'anatomie; celui qui, s'élançant d'abord hardiment dans la carrière ouverte par son devancier, dédaigna bientôt les routes vulgaires, et, s'ouvrant un nouveau chemin, osa poser sur des ouvrages profonds les bases d'une science neuve, qu'il affermit tous les jours par la force de son éloquence et les argumens victorieux de ses découvertes; celui qui, épuisant toutes les palmes médicales, parce que ses vastes études avaient épuisé toutes les branches de l'art de guérir, reçut, pour dernier triomphe, des mains de son roi, les rênes du monde médical, semble avoir été choisi par le destin pour devenir le chef des républiques hippocratiques, et son front chargé d'honneurs n'a resplendi sous l'éclat de toutes les dignités, de toutes les distinctions, de toutes les gloires, que pour être, comme le panache d'Henri IV, le point de ralliement des enfans d'Esculape.

Mais où m'entraîne, Messieurs, une juste admiration pour le Nestor de la médecine française? Ma faible voix prétendrait-elle ajouter à l'éclat d'un si grand nom? Pourrait-elle le porter aussi loin que ses immortels ouvrages? Interprétés dans toutes les langues, ils ont raconté ses triomphes à toutes les nations savantes. Voilà les trompettes d'airain que notre Morgagni laisse à la renommée pour publier sa gloire, et qui la feront retentir dans la postérité la plus reculée.

Heureux l'homme dont la carrière publique, dont les nobles travaux sont le plus bel éloge; il peut quitter la vie sans craindre pour sa mémoire, ses actions ont fait d'avance son panégyrique.

Pardonne donc , mon illustre maître , si ces faibleslouanges sont tombées de ma plume ; elles trahissent le besoin d'un cœur qui te chérit, plutôt que le désir d'étendre une célébrité que toi-même ne saurais porter plus loin ; pardonne si, en suspendant aux mille couronnes qui ombragent ta tête quelques fleurs dérobées à la gloire par la modestie, j'ai osé mêler à cette guirlande le simple bouquet d'un disciple reconnaissant.

Et vous, membres du corps savant, dont il est la savante tête , vous à qui je dédie cet opuscule, ne rejetez pas l'offrande d'un néophite qui essaya de célébrer le pacte de votre heureuse alliance. Il prélude, par des chants d'amour et d'admiration pour ses maîtres, à l'honneur de se voir compté au nombre de vos dignes élèves. Puisse sa voix , s'instruisant à vos discours, mériter un jour d'être entendue dans l'auguste asile de vos assemblées !

Je remercie les membres du Cercle Médical qui ont bien voulu me communiquer quelques pièces : si ce petit recueil offre quelque intérêt au lecteur, c'est à eux qu'en est dû tout le mérite ; à eux seuls j'en rapporterai toute la gloire ; trop heureux d'avoir pu emprunter à leur talent de quoi masquer l'insuffisance du mien !

V. T. Dussi.

LETTRE

A MM. LES MEMBRES DU CERCLE MÉDICAL DE PARIS.

> Le courage fait des vainqueurs,
> La concorde des invincibles.
> (C. LAVIGNE.)

MESSIEURS,

Instruits par le terrible exemple de votre patrie, instruits par votre propre expérience, que si l'union et la bonne intelligence sont des remparts inébranlables élevés contre l'asservissement et la ruine des sociétés, la discorde et la division sont les beliers funestes qui sapent jusque dans ses fondemens tout édifice social, vous avez senti la nécessité de cimenter par une alliance solennelle les bases divisées et chancelantes de vos deux tribus.

Si je voulais établir une comparaison entre la savante famille d'Esculape et la grande famille des citoyens, il me serait aisé de montrer comment, à l'exemple de celle-ci, ne formant d'abord qu'un cercle de frères, mais de frères tous amis, unis de zèle et d'efforts pour l'avancement et la gloire du premier des arts, votre république en a hâté les progrès ; combien elle a été florissante, quels avantages en ont retiré la science, l'humanité et ceux de qui la noble tâche est de combattre ses misères ; comment, après une longue période de travaux et d'heureux efforts pour agrandir la sphère de ses lumières, en proie à cette fièvre de dissension que le génie des schismes révolutionnaires semblait avoir soufflé sur la France, sur l'Europe entière, elle s'est partagée en deux sectes rivales, qui, au lieu de travailler de concert au soulagement de l'espèce humaine, ont trop souvent tourné contre elles-mêmes des talens perfectionnés ensemble, des armes aiguisées en commun contre leurs vrais ennemis, les douleurs, les maladies de leurs semblables ; comment enfin cette société brillante, qui devait reculer les bornes de l'art de guérir, a tari la source de l'instruction médicale en la partageant en deux branches, minces filets que leur propre ténuité a bientôt desséchés et anéantis.

Mais si les intérêts personnels, si les haines privées, si l'amour-propre du vulgaire, esclave de l'égoïsme et de l'orgueil, peuvent nourrir de longues divisions dans les états, la paix est bientôt faite dans une association d'hommes éclairés, qu'un seul désir conduit, qu'une seule pensée anime, l'amour de son semblable, la passion, le besoin de travailler à son bonheur ; n'ai-je pas nommé, Messieurs, la congrégation des disciples d'Hippocrate ?

Qui le sait mieux que vous, Messieurs, observateurs constans de la nature ? sciences, sociétés, monumens, empires, rien de composé, rien de grand ne vit que par l'union : que la discorde se montre, les sciences font place à la confusion et à l'ignorance ; les sociétés perdent jusqu'à leur nom ; Babel s'écroule et disparaît sous ses propres ruines ; la France est un champ de carnage. Le chêne n'est le plus fort des arbres que parce qu'il est le plus étroitement uni avec lui-même.

Unissez-vous donc pour être forts, peuples énervés par la division ; unissez-vous pour nous instruire, génies sublimes dont la mission est d'éclairer le genre humain. Rassemblez toutes vos lumières si vous voulez allumer un phare étincelant qui chasse devant lui tous les nuages de l'erreur, qui perce tous les voiles de l'ignorance. Le soleil illuminerait-il le monde si ses rayons étaient dispersés. Qu'un étroit foyer les réunisse, il éveille des incendies.

Mais s'il importe tant à l'avancement, à l'éclat de votre art, que chaque talent particulier vienne grossir le dépôt commun des connaissances médicales, il n'est pas moins nécessaire qu'une seule main, qu'une main habile règle l'usage et dirige l'emploi de ce trésor public. L'union établit l'unité, et l'unité la force.

Le sage monarque qui nous apporta la paix, rend la puissance à son peuple en rétablissant l'union parmi tous les citoyens de son royaume. Il appartenait à des hommes, bienfaiteurs de l'humanité par état, de marcher les premiers sur les augustes traces de notre roi ; il vous était réservé, Messieurs, de donner l'exemple d'une union fraternelle à toutes les sociétés savantes. Nobles coalitions du génie, marchant, à côté du génie, à la découverte des lumières, de la science, se liguant avec la science contre les fléaux de l'espèce humaine, vos conquêtes sont des inventions utiles, vos trophées des larmes séchées, des victimes rendues à l'existence !

Double tribu des enfans d'Esculape, que l'asile de tes assemblées soit le temple de la concorde, de la fraternité. Que la paix en garde les portes ; ne donne aucun signal de guerre, n'arbore jamais le drapeau des combats que contre la noire phaange des maladies ! Ne romps tes comices que

pour voler où le cri de la douleur t'appelle, que
pour combattre à l'envi sur le théâtre des infir-
mités humaines; n'ouvre tes délibérations que
pour veiller au salut de tes frères; et si jamais
une lutte s'engageait dans ton sein, que ce soit
contre l'ignorance qui oserait corrompre la pureté
de tes doctrines, ou bâtir l'échafaudage impos-
teur de quelque faux système, destructeur des
vrais principes hippocratiques !

V. T. Dussi.

DITHYRAMBE

Sur l'heureuse réunion des deux sociétés de médecine.

> Discordiâ fit carior concordia ;
> Auxilia humilia firma consensus facit.
> (Publ. Syri. Fragment.)

QUEL bruit affreux, quels cris de guerre
Épouvantent les airs et portent dans nos cœurs,
    Parmi les éclats du tonnerre,
De noirs pressentimens, de sinistres terreurs !
    J'ai vu des discordes civiles,
    J'ai vu le démon assassin
    Sur nos campagnes, sur nos villes
    Planer un poignard à la main :
    Je l'ai vu, d'une aile rapide,
    Fondre sur le temple des arts ;
    Devant sa torche homicide
J'ai vu fuir d'Apollon les citoyens épars.

    Où cours tu, tribu dispersée !.. (1)
    Pourquoi déserter tes foyers ?
    Pourquoi d'une main insensée
    Diviser, flétrir tes lauriers !

    Ainsi ma muse gémissante
    D'une république tombante

Pleurait les aveugles transports :
Vains regrets ! L'hydre turbulante
Étouffait par ses cris mes pleurs et mes accords.
Que dis-je, hélas ! ô France, ô ma patrie !
Le monstre, armé de funestes brandons,
Déjà de sa bouche impie
Soufflait sur tes légions
Le venin de la perfidie,
Des haines, des divisions !

Race des Dieux jadis si florissante,
Qu'as-tu fait, famille imprudente,
De ta gloire, de tes honneurs !
Voilà donc ces mortels de qui les mains puissantes
S'alliaient contre nos douleurs !
Les voilà ces ligues savantes,
Cette généreuse cité
Qui devait protéger et nos murs et nos tentes,
Ces héros de l'humanité !

Non, non, vous n'êtes plus ces prêtres d'Épidaure
S'immolant au salut de leurs frères mourans,
Ce n'est point par un tel encens
Qu'Esculape veut qu'on l'adore ;
Esculape pour ses enfans
Méconnaît des mortels que la haine dévore,
Que rongent ses hideux serpens.

C'était donc trop peu que Bellone
Déchirât en lambeaux nos soldats désunis, (2)
L'enfer après le ciel s'acharne à leurs débris ;

L'implacable Alecton, la pâle Tisiphone
Leur disputent encor leurs uniques sauveurs.
Quittez ces longs débats des rangs et des grandeurs!(3)
Frivoles combattans, pour un peu de fumée,
Aux horreurs du trépas vous livrez une armée!
Volez à son secours, volez de nos guerriers
    Panser les blessures sanglantes
    Qu'ils étanchent de leurs lauriers.
    Rendez ces entrailles fumantes
    Au corps, dont le généreux flanc
    Pour vos libertés expirantes
    Verse le reste de son sang!
Que le fer...Mais que vois-je, et quels chants d'allégresse
    Retentissent de toutes parts? (4)
    Quelle foule vers nous s'empresse,
    Où se dirigent ces brancards?
C'est elle!.... D'Apollon, oui c'est la république!
Sur le champ de la guerre elle a signé la paix.
    La France appelle un courage héroïque,
Avant d'être ennemis ses fils seront Français.
Rassemblés à l'envi sur le triste théâtre
    Où la mort frappe tous les rangs,
    Ils ont tous voulu la combattre.
Sur les restes meurtris des membres palpitans
Les mains avec les mains ont été confondues,
    Leurs âmes se sont reconnues
A l'intrépide ardeur qui guidait leurs travaux,
Et de leurs bras unis les vivantes litières
Rapportent nos soldats, couchés sur les drapeaux
    Conquis par leurs bandes guerrières.
Cependant de nos forts les antiques créneaux
Ne sont plus ébranlés par les foudres tonnantes;

L'airain sur nos tours chancelantes
Ne vomit plus l'épouvante et la mort.
O jour heureux ! ô doux transport !
Déjà par cent bouches béantes
La renommée a répété cent fois :
Vivent la paix, la patrie et nos rois !
De nos braves j'ai vu les humides paupières
Baigner de pleurs des fronts cicatrisés ;
Et sur les seins contre les seins pressés,
De l'étoile d'honneur les brillantes lumières
A l'étoile d'honneur ont mêlé leurs éclairs.
Laissant respirer l'univers,
Le bras de nos fières cohortes
Vient de fermer le temple de Janus,
Allez, fraternelles tribus,
De votre sanctuaire allez ouvrir les portes.
Aux pieds du Dieu de la santé
Jurez tous par les nœuds qui vont unir vos âmes,
Dans ces lieux qu'il remplit de sa divinité,
Jurez tous que l'égalité
Nourrira d'éternelles flammes
Sur les autels de la fraternité.
Au farouche Dieu des batailles
Bellone s'unit trop long-temps
Pour inonder nos champs de funérailles :
D'Esculape nobles enfans,
Unissez-vous enfin, veillez sur nos murailles !
De nos héros les glaives destructeurs
Du nocher des enfers ont fait gémir la barque,
Et le Ténare a vu Clothon en pleurs
Pour la première fois se plaindre à son monarque
De n'avoir que deux sœurs.

1*

Unissez-vous, peuple de frères ;
Opposez de votre art les digues tutélaires
    A l'Achéron de nos douleurs.
    Unissez-vous pour dompter les fureurs
    D'un océan battu par la tempête !
La mort osera-t-elle affronter ses vainqueurs,
    Voyant Hippocrate à leur tête ?

    Allumez l'encens des autels,
    Sacrés pontifes d'Épidaure,
    Qu'il vole chez les immortels
Réjouir Apollon ; sur la harpe sonore,
Prêtres saints, entonnez des hymnes solennels,
D'Esculape chantez l'heureuse république,
    Muse dithyrambique,
    Écoutons ces chants fraternels.

V. T. Dussi.

NOTES.

(1) Où cours-tu, tribu dispersée,
Pourquoi déserter tes foyers?

Le cercle médical ne formant d'abord avec la société académique qu'une seule et même congrégation, connue sous le nom d'Académie de médecine, fut long-temps une des plus brillantes de la capitale, jusqu'au moment où des prétentions indiscrètes partagèrent ses membres en deux tribus rivales, qu'une décadence rapide ne tarda pas à faire repentir de leur commune erreur.

(2) C'était donc trop peu que Bellone
Déchirât en lambeaux nos soldats désunis.

On sera peut être étonné de voir les enfans de Mars occuper une si grande place dans des chants consacrés aux fils d'Esculape. Ce rapprochement paraîtra moins étrange si on se rappelle que le berceau de l'art de guérir fut un camp. Le premier médecin fut le premier guerrier qui retira un fer assassin du flanc de son compagnon d'armes. Un pareil bienfait suffisait, dans les premiers temps du monde, pour mériter la reconnaissance des hommes. Ménélas, percé de la flèche de Pandare, Philoctète, atteint d'un javelot empoisonné, trouvent leur salut dans l'expérience de Machaon, dont les vers d'Homère ont immortalisé la gloire. Patrocle délivre Eurypile d'un trait meurtrier; Critobule retire au roi de Macédoine la flèche d'Aster. Le nom même que les

Grecs donnaient aux médecins justifie assez cette origine de la médecine : le mot *ιατρος*, par lequel ils les désignaient, vient d'*ιχ*, *sagitta*, flèche. Un médecin était donc un extracteur de flèches, un guerrier habile à retirer les projectiles du corps des blessés. En remontant jusqu'à nous, l'archiâtre ne serait qu'un *premier extracteur*, qu'un guerrier guérisseur par excellence.

D'ailleurs, si j'ai choisi nos guerriers de préférence, c'est qu'ils étaient, à l'époque dont je parle, les plus déplorables victimes des souffrances humaines ; devaient-ils être les derniers à recevoir les secours des bienfaiteurs de l'humanité? Les lauriers de nos braves ont été assez souvent souillés par l'envie pour qu'on pardonne une fois à la main d'un Français d'en essuyer l'indigne fange.

(3) Quittez ces longs débats des rangs et des grandeurs!
   Frivoles combattans, pour un peu de fumée, etc.

Le Cercle médical partageant le sort de toutes les sociétés où l'ambition et l'orgueil de quelques membres veulent s'arroger des distinctions, des titres honorifiques à l'exclusion de la multitude, fut redevable des schismes qui le divisérent à la vanité de pareilles chimères. La révolution sanglante, qui brisa les hochets de la noblesse, devrait bien préserver les hommes sensés d'une démangeaison aussi puérile qu'elle est souvent devenue funeste. Si les nobles, les privilégiés furent de tout temps des brandons de discorde et de révolutions, jetons de l'eau sur de vieux tisons qui couvent encore sous la cendre des ruines qu'ils ont amoncelées, et nous menacent à chaque instant d'un nouvel incendie.

(4) Que le fer.. Mais que vois-je? et quels chants d'allégresse
   Retentissent de toutes parts ! etc.

..... *Decrit que licentia nulla poetis*, a dit Vida dans sa poétique. Je crains bien d'avoir abusé de la permission qu'il donne au poëte, car je me suis assez écarté de la vérité historique ; mais il m'a paru touchant de donner pour motif de ralliement à des médecins divisés le désir de prêter un commun secours aux victimes de la guerre ; de les faire voler confusément au champ de bataille ; de leur faire panser ensemble les soldats blessés, et de les forcer au raccommodement en ne leur donnant le temps de se reconnaître que quand leur tâche est remplie, et que leurs mains s'étonnent d'être unies et confondues sous le brancard de la pitié. Mais si j'ai un peu outré la vérité historique, l'ai-je donc méconnue entièrement ? N'avons-nous pas vu, dans un siége plus déplorable que celui de *Calais*, plus d'un *Paré* sortir du noble cercle de frères pour voler auprès des guerriers *Français*? Dans le choix des évangélistes de santé qu'elles envoyèrent sur la brèche, dans nos temples parés des débris de la valeur, dans nos hospices encombrés par les martyrs du patriotisme, les sociétés médicales écoutèrent-elles pour cette action généreuse la haine des partis ou la voix de l'humanité? et si le sort envia à ces courageux députés l'honneur de se courber sous les lauriers de nos braves, en est-il un seul qui désavouât les nobles actions que je lui ai prêtées ?

V. T. Dossi.

STANCES SUR L'AMITIÉ,

DÉDIÉES

AU CERCLE MÉDICAL.

Benevoli conjunctio animi maxima est cognatio.
(P. Syri. Fragment.)

Bienfaisante vertu que la tendresse allume,
De deux cœurs épurés fraternelle union ;
Qui de nos tristes ans corrige l'amertume
    Et les écarts de la raison ;

Sublime passion , dont l'immortelle flamme
Ranime le malheur , console l'univers ,
Amitié, don du ciel , viens embraser mon âme ,
    Viens inspirer mes premiers vers !

Source des vrais plaisirs , seul charme de ma vie ,
De l'inconstant amour inaltérable sœur ,
Le jour qui te vit naître en mon âme attendrie
    Fut le premier de mon bonheur.

Le vrai Pylade , armé d'un généreux courage ,
Craint-il pour son Oreste ou la mort ou les fers ?
Il brave les tyrans , affronte le naufrage ,
    Le faut-il ? il marche aux enfers !

Il folâtre à ses jeux , il gémit à ses plaintes ,
Il partage sa haine et ses affections ,

Sourit au même espoir, se livre aux mêmes craintes,
      Aux mêmes consolations.

Et quand la pâle mort au manoir de Tantale
Entraîne sans pitié son ami défaillant,
Jusques au sombre bord de la tombe fatale
      Il le suit courageusement.

Là, dans un sombre exil, il vit de son image,
Se nourrit de chagrins, de regrets et d'ennui,
Consumant dans les pleurs d'un douloureux veuvage
      Des jours trop horribles sans lui.

Si quelquefois Morphée engourdit sa paupière,
Pénétré d'une douce et triste illusion,
Il croit voir, au milieu d'une faible lumière,
      L'objet de son affliction.

Il vole, il tend les bras vers cette ombre adorée;
Vain espoir! De la nuit la ténébreuse horreur,
L'effroi d'un songe vain, d'une âme déchirée
      Irritent encor la douleur.

Et la nuit et le jour, il gémit, il soupire :
O jour! ô nuit, dit-il, rendez-moi mon ami,
Et sa voix languissante, au moment qu'il expire,
      Prononce encor ce nom chéri.

Quoi! pour toujours la mort!. Non, non, parque infernale,
Ne crois pas me ravir un cœur qui ne bat plus ;
Je te suis chez Pluton, je te suis, Euriale,
      Euriale, embrasse Nisus.

De Damon un barbare ordonne le supplice ;
Le crime tient le fer, Damon est sans appui,
Pithias accourt, vole au lieu du sacrifice,
    Pithias vient mourir pour lui.

O Castor, ô Pollux, ô scène attendrissante !
De deux cœurs généreux, ô magnanime effort !
Dans les nobles assauts d'une lutte impuissante
    Deux amis s'arrachent la mort.

Douce amitié ! Faut-il que ton auguste image
Masque souvent le crime, et, séduisant nos cœurs,
Nous cache sous les fleurs de ton divin langage,
    Tant de complots, tant de noirceurs !

V. T. Dussi.

BOUQUET

DU JOUR DE L'AN 1815,

Au Chevalier PORTAL ,

Premier médecin du Roi, membre de l'institut, président
perpétuel du Cercle médical.

Si le vieillard de Cos eut jamais un égal,
Nous l'admirons dans l'illustre Portal.
Nul, avant lui, n'a d'une main plus sûre,
Du corps humain dévoilé la structure ;
D'heureux succès couronnant ses efforts ,
Pour conserver ces merveilleux ressorts,
Il mérita la fortune et la gloire.
Il déposa dans des écrits savans,
Sûrs d'obtenir une longue mémoire,
Les fruits nombreux de ses nobles talens.
Avec respect, un muet auditoire
Va s'éclairer à ses doctes leçons.
Puisse long-temps, et bien long-temps encore,
Sa voix, si chère à tous ses nourrissons,
Être pour eux l'oracle d'Épidaure !

V. T. Dussi.

SAPHICI

Ad archiatrum illustrissimum PORTALEM, etc.

Quis melos lætum geminat per æther?
Nube candenti, gradiens ab alto,
Stringit optatâ medicos catenâ
    Doctus Apollo.

Numen hic præsens fovet, ô sodales,
Quos amor junxit socios, et idem
Excitat sanctus labor ad malorum
    Dulce levamen.

Lumen is nostrum. Meliora spondet
Arma ; natalem ingredietur orcum
Ad Dei vultus nitidos pavescens
    Turba dolorum.

Nunc juvat cantu resonare tota
Tecta fraterno. Socialis ardor
Corda pertentans , merito ministrat
    Thura magistro.

TRADUCTION LIBRE

Des strophes adressées au docteur PORTAL, sur l'heureuse réunion des deux Sociétés médicales.

QUELS chants mélodieux, quels concerts d'allégresse
Réjouissent les airs, et d'une douce ivresse
    Agitent nos cœurs palpitans !
Des cieux,sur un char d'or,quelDieu vers nous s'avance?
C'est lui , c'est Apollon ; d'une sainte alliance
    Il vient enchaîner ses enfans.

Oui , oui , chers compagnons, le Dieu de l'éloquence
Sous les traits de Mentor cache en vain sa présence,
    Apollon est dans notre sein ;
Il nous protége , il veut qu'une amour fraternelle
Unisse des amis , qu'unit un même zèle
    Contre les maux du genre humain.

Le Dieu de la santé , le Dieu de la lumière
Nous arme de ses traits ; dans notre sanctuaire
    Je vois resplendir son flambeau.
Phœbus lance ses feux ; hideuses maladies ,
Tremblez ; filles du Styx que l'enfer a vomies ,
    Rentrez dans votre noir berceau.

Double tribu, ces murs confondent ton empire ,
La paix veille sur eux ; pontife , prends ta lyre ,
    Entonne des chants fraternels.
Vénérable Nestor des prêtres d'Epidaure ,
Entends l'hymne d'amour d'un peuple qui t'adore ,
    Reçois l'encens de nos autels.

Vim , decus verum patriæ ruentis
Servet hic , magno studio magister.
Rex bonus justo documenta cujus
    Munere signat.

Henrici Magni generosa proles ,
Galliæ cædis reparator alme,
Sola quæ fractas nimiis procellis
    Anchora naves

Firmat , ô regni pater atque custos,
Vive pro natis, patrios , furenti
Marte jam nullo , melius pererrat
    Sequana campos.

SARRASIN , D. M. P.

Veille au salut du peuple, à l'honneur de la France,
Toi, dont la noble ardeur, dont la vaste science
    Fixa les regards de Titus ;
Des jours de notre roi noble dépositaire,
Quel prix plus glorieux que ce saint ministère,
    Pour tes talens, pour tes vertus !

Et toi dont la patrie a vu les mains puissantes
Sécher ses pleurs, fermer ses blessures fumantes,
    Généreux fils du grand Henri,
Du vaisseau de l'état échappé du naufrage,
Seule ancre de salut qui l'enchaîne au rivage,
    Sage pilote, astre chéri,

O Louis, des Français le gardien et le père,
Affronte d'Atropos l'impuissante colère,
    Esculape est à ton côté.
Mars n'ensanglante plus tes rives gémissantes,
Seine, réjouis-toi ; de tes eaux triomphantes
    Viens saluer la liberté.

V. T. Dussi, Medic. candid.

Al Chiarissimo Signor Dottore A. PORTAL,

Cavaliere del la Legione-d'Onore, e membro de l'Istituto
di Francia.

SONETTO.

Stava di Lete a la fatal spelonca,
Morte aspettando con le ciglia attente
Che d'Atròpo crudel la force adonca
Il fil troncasse al viver mio languente;

Ma Quei che può con l'Epidauria conca
Gli spiriti richiamar da l'aure spente,
Pietà n' ebbe, e la vita ancor non tronca
Legò di nuovo con la spoglia algente.

Allor Morte gridò : guerra sì lunga
Fe' questi al mio poter, ch' altra mai dopo
Non fora che d' egual sdegno mi punga ;

Pur fremere gran tempo ancor m' è d' uopo,
Se Natura i suoi dì tanto prolonga
Quanto stame costui tolse ad Atròpo.

Francesco Gianni.

A l'illustre Docteur PORTAL,

Chevalier de la Légion-d'Honneur, et membre de l'Institut
de France.

SONNET.

Debout, l'œil en arrêt, et la bouche béante,
La mort en sentinelle aux palais infernaux,
Attendait qu'Atropos, de ses cruels ciseaux,
Vînt trancher de mes ans la trame languissante ;

Mais ce fils d'Apollon, dont la coupe savante
Ranime les esprits errans sur les tombeaux,
Volant à mon secours, par des liens nouveaux
A mon corps enchaîna mon âme encor flottante.

La mort alors : Perfide, après tous les combats
Que m'a livrés ton art, que craindrais-je ? quel bras
Oserait de la mort affronter la colère !

Mais que dis-je ! et quel terme attendre à mes terreurs,
Si le ciel ajoutait aux jours du téméraire
Tous les jours que sa main ravit aux noires sœurs !

V. T. Dussi.

DISTICHA

In aphoniam archiatri PORTAL.

DICEBAT Portal ; remeasse putavit ad auras ,
 Hanc cernens , Coüm Mors furibunda senem ;
Bis ne tuos , inquit , patiar , redivive , furores ?
 Et quisquam posthàc numen inane colat ?
Ergo non satis est , longo quòd tempore , falcem
 Vivus sprevisti , spernis et umbra Stygem ?
En age , solve mihi vitam , Libitina rebellem
 Rumpe renascenti stamina dura seni.
Jamque dea exultans jussis parere parabat,
 Collaque jam , dextrà, sanguine sicca premit.
Ast olli , quia maturâ non morte peribat,
 Vox mentito hœsit gutture semianimis.

V. T. DUSSI.

DISTIQUES

Sur l'aphonie du docteur PORTAL.

PORTAL était en chaire, il parlait, à sa voix
    La mort accourt, croyant voir Hippocrate ;
Et brandissant sa faux, quoi, dit-elle, deux fois
    Contre ce traître il faut que je combatte ?
Pour me braver deux fois, deux fois chez les mortels
    Contre la mort il forgera des armes.
O nuit, suis-je ta fille ! et sur mes vains autels,
    Qui désormais viendra m'offrir ses larmes.
Non content d'affronter aux terrestres séjours
    Mon bras, ma faux, ma puissance éternelle,
Son ombre encor du Styx force les neuf contours!
    A moi, la parque, à moi, de ce rebelle
Romps la trame d'acier ; que ses jours renaissans
    Soient replongés dans le fond du Tartare.
Elle dit et déjà de ses arrêts sanglans
    Obéissait le ministre barbare.
Déjà la main de fer de son bras inhumain
    Saisit Portal, dont la gorge livide,
Gémit, vide de sang, dans sa prison d'airain.
    Rage impuissante ! en vain le tigre avide,
S'acharne sans relâche à sa proie, Atropos
    Ne peut frapper la victime précoce ;
Et la mourante voix du faux vieillard de Cos
    A triomphé de la parque féroce.

V. T. DUSSI.

VERS (impromptu)

Composés dans un banquet donné par le docteur
Portal à M. Delille, et autres littérateurs dis-
tingués.

A ce banquet charmant qu'eût envié Platon,
Où de ses vers Delille eût enchanté Socrate,
J'ai cru voir Hésiode, Homère, Anacréon
Rassemblés tous chez Hippocrate.

Anonyme.

TRADUCTION

Des vers latins placés au bas du portrait de M. le
docteur Portal.

Du genre humain tu vois le bienfaiteur !
Il apprit de la vie à secourir la vie,
De la douleur à vaincre la douleur,
La mort contre la mort arma sa main hardie.

V. T. Dussi.

DISTICHON

In archiatrum Gallorum regis.

Septem clara sophis nam cur non, Grœca, tulisti
Hunc medicum, tellus ? octo sophos habeas.

V. T. Dussi.

Au Docteur PORTAL.

(Anni redeuntis carmen.)

STANCES.

Un an finit, un autre qui commence
Savant Portal, m'amène auprès de vous.
C'est pour mon cœur plein de reconnaissance
De mes devoirs le plus saint, le plus doux.

Ah si jamais suivant de loin vos traces,
A mes pareils prodiguant mes secours,
J'ai le bonheur de prolonger leurs jours,
Ils vous devront plus qu'à moi rendre grâces.

C'est votre main qui guida mes travaux,
A vos leçons s'instruisit ma jeunesse,
Et vos écrits dictés par la sagesse
Furent pour moi les oracles de Cos.

Quelques succès me donneront peut-être
Le droit de dire avec un juste orgueil,
Mais plus encor de regrets et de deuil,
Le grand Portal fut mon illustre maître.

V. T. Dussi.

ΔΊΣΤΙΧΟΝ

ΕΊΣ ΤΟῪ ΤῶΝ ΓΆΛΛῶΝ ΒΑΣΙΛΈΟΣ ἈΡΧΊΑΤΡΟΝ.

Ἑπτά Σοφοῦς, Ἑλλάς, ἔσχηκας : τίπτε δὲ τοῦτον
Ἰατρον μὴ τέτεχας; ὀγδόατον καὶ ἔχες.

V. T. Dussi.

VERS

Pour le portrait du docteur PORTAL, premier médecin du Roi, etc.

D'UN philanthrope adorez cette image,
Il moissonna cent lauriers mérités,
Des corps savans épuisa le suffrage ;
Mais ses vertus plus que ses dignités
Firent l'honneur et l'amour de notre âge.
De ses écrits un jour plus médités
Rejailliront de célestes clartés,
Phare brillant qui conduira le sage.
L'antique Grèce eût dressé des autels
Au bienfaiteur dont les soins paternels
Chassent nos maux, adoucissent nos peines ;
Parmi les Dieux elle eût placé Portal,
Et devant lui le cynique d'Athènes,
Cherchant un homme, eût éteint son fanal.

V. T. DUSSI.

VERS

Lus dans un banquet du premier de l'an, donné par
le docteur PORTAL, en janvier 1819.

> Toi qui de nos Macaons
> Es le Nestor , le Socrate,
> Toi qui vois à tes leçons
> Des bords Germains et Bretons,
> Des champs qu'arrose l'Euphrate,
> Voler d'ardens nourrissons;
> Illustre et noble archiâtre ,
> Le ciel , qui sur un théâtre
> Seul digne de tes vertus ,
> Veut qu'enfin ta gloire éclate,
> Devait un autre Hippocrate
> Aux jours d'un autre Titus.

V. T. DUSSI.

SONNET

Sur l'extinction de voix du docteur PORTAL.

> PORTAL, dont les accens magiques
> Savent endormir nos douleurs,
> Des couronnes académiques
> Avait épuisé les honneurs.
>
> Un jour qu'il quittait les portiques
> Où volent d'ardens auditeurs

De ses oracles prophétiques
Sonder les vastes profondeurs :

Eh ! quoi, dit la mort, ta science
Apprend à braver ma puissance !
Frappe vite, frappe Atropos ;

Déjà tombait sa voix mourante ;
Mais de la parque rugissante,
Son scapel ébrécha la faux.

V. T. Dussi.

VERS

Au docteur Portal, le premier jour de l'an 1817.

De mes pareils soulager les douleurs,
De quelques-uns prolonger l'existence,
Rendre une mère à sa famille en pleurs,
A deux époux leur unique espérance
L'enfant chéri gage de leurs amours.
Dans cet espoir j'ai consacré mes jours
Savant Portal, à la noble science
Qui doit transmettre à la postérité
Ton nom fameux dans ses fastes cité !
Pourquoi faut-il que les mortels sublimes
Dont les vertus, ou les talens divins
Font le bonheur, le charme des humains,
Soient comme nous du trépas les victimes ?
Le ciel devrait conserver un Newton,
Un Hippocrate, un Homère, un Caton,
Et prolonger aux dépens du vulgaire

Leur noble trame au monde nécessaire.
Si le destin eût porté cette loi,
En ta faveur elle aurait été faite.
Fils d'Apollon, en l'invoquant pour toi,
Du vœu public mon cœur est l'interprète.
Si tout mortel, plébéien, noble ou roi,
De qui ton art a prolongé la vie,
Pouvait donner, au gré de son envie,
Un de ses jours pour ajouter aux tiens,
Cent ans encor à tes concitoyens
Tu prêterais cette main protectrice
Qui tant de fois ferma le précipice
Que sous leurs pas la mort venait d'ouvrir.
Trop vains regrets, hélas! tout doit finir!
Et ton nom seul vivra dans l'avenir;
Mais notre espoir reposant sur toi-même
Nous est garant que ton heure suprême
De bien long-temps ne coûtera des pleurs
A tes amis, à tes admirateurs.

V. T. Dussi.

In effigiem archiatri PORTAL , etc.

ASPICE Portalem quem Mors domitata fateri
Victorem doluit; subitâ formidine capti
Quem morbi fuguint trepidanti examine ; cujus
Ad nitidam frontem spes corde renascitur ægro ;
Custodemque almum vitæ, Patrem que salutis
Gens grata , unanimi compellans voce , salutat.

V. T. DUSSI.

DISTICHON

In archiatrum PORTALEM, asphyxiâ laboratium cura-
torem.

QUISQUE, decem concede dies , erepte per illum (1)
(2) Mendaci letho ; plurima sæcla fere t.

D. E. B.

(1) Un des ouvrages peut-être les plus répandus, quoique
des moins volumineux du docteur Portal , est son excellente
Monographie sur les asphyxiés. Le ministre de l'intérieur,
qui en ordonne tous les ans l'envoi dans les départemens,
en assurant le succès de ce petit ouvrage, a rendu un des
plus grands services à toutes les classes de la société.

(2) Quoique l'asphyxie ne soit qu'une mort apparente, elle

TRADUCTION

Des vers pour le portrait de A. Portal, archiâtre de Sa Majesté Louis XVIII, etc.

C'est lui, c'est ce Portal dont la vaste science
A dompté de la mort l'indomptable fureur,
Dont le front radieux fait trembler la douleur :
Il parle, le mourant sourit à l'espérance;
Il marche, à son oreille un surnom merité
Proclame ses bienfaits, et la reconnaissance
Le salue à l'envi père de la santé.

V. T. Dussi.

DISTIQUE

Sur A. Portal, sauveur des asphyxiés.

Donnez chacun dix jours à votre bienfaiteur,
    Vous tous que sa main tutélaire
    Sauva d'un trépas imposteur,
Les siècles manqueront à sa longue carrière (1).

V. T. Dussi.

---

n'entraînerait pas moins bientôt une mort réelle, si on ne portait un prompt secours à ceux qui en sont frappés.

(1) Variante.

    Vous tous que ce bras protecteur
    Sauva d'une mort mensongère,

2*

ALTERUM

In aphoniam archiâtri Portalis.

Qui claris toties percussit vocibus aurem
Vocibus hic mutis provocat ingenium.

D. E. B.

Donnez à votre bienfaiteur
Chacun dix jours, et sa carrière
Des siècles vaincra la rigueur.

AUTRE

Sur l'aphonie du docteur Portal.

Celui de qui la voix sonore,
A l'oreille tonna long-temps,
Eveille le génie encore,
Au bruit de ses muets accens (2).

V. T. Dussi.

---

(1) Le docteur Portal, ayant commis l'imprudence de boire un verre d'eau froide, après une leçon au Collége de France, où il s'était beaucoup échauffé, fut tout à coup frappé d'une extinction de voix qu'il a conservée depuis.

(2) Variante.

A l'oreille long-temps
A tonné cette voix sonore,
Et le génie encore
S'éveille à ses muets accens.

A Moussu POURTAL,

Médéci d'al Reï.

Dé té canta , Pourtal , quàn la bilo s'affàno
D'él pifré doun Touénou fa tchiscla sa cabâno
Boudras pas éscouta la salbatcho cansou !
Aro qué nostré rey d'un noubel pétassou
Amirgaillat toun sé , toun âmo réquinquado
Sé trufara bélëou de nostro capélâdo ;
Qué fa' qui ! d'aspitchous sé sacoutou lous grands !
Praquô tu sios pas un d'aquélés galapians
Qué dé nôstros susous bésou creïscé lour pânso
Et tibou lour falcet d'aïs soüzis dé la Franço.
Aïmos Paul coumo Jean et pàri qué cent cots
Dé toun carriol doürat souscos quantés d'ésclots
Castennoü tout l'hiber bëï proütina la fango
Pér quà pé séc Moussu din bint oustals s'en ango.
S'encaro té soubén d'éltraoüc oun sios nascut
Couçi nou , (d'al cireys sé soubén l'ou concut)
Réguinnez pas , Pourtal aï drollés de la prado
Qué benou'n fadetchan t'estufla lour albâdo.
Sé l'ou fillol aimat d'aquel gaillard Henric
Que braïlâbo pas mayt as trucals qu'un garric,
Pot béca quand l'y play à loumbrô dé ta gardo,
D'al paoüré naoütchoucat din la borgno m'ensardo
Lou mal , lous péssomens té foü pas m'ens piétat.
L'ou malaoüt qué té bey suffris méns dé milat.

De l'hounour que sur tu plooü coumo aïgo signado
Gaillac ambé plasé bey toumba l'aïgassado ;

Cadun dé coumplimens tè pago soun éscot,
Sabi pas qué la mort qué tatché fath lou pot.
A pas tort quand dé cots as pas raoüsat sas arpos ?
Quantés beïrioü sans tu lou pays dé las talpos ?
Yéou crési, pér mo fé qué sérios immourtel
Sé poudios dé tous tchouns débira sul grumel
Toutés lous bris dé fial qu'à cado madaïssetto
La fialaïro d'abal bcy raoüsa ta poudetto.

V. T. Dussi.

TRADUCTION

Des vers languedociens (1).

QUAND les nobles enfans qui peuplent le Permesse
Pour te fêter, Portal, par des chants d'allégresse,
De Pégase essoufflé font fléchir le jarret,
Prêteras-tu l'oreille à l'aigre flageolet
Dont un simple berger, admirateur profane,
Fait siffler les échos de son humble cabane.
Peut-être, au fond des bois, de mon fifre indiscret
Enverras-tu crier le discordant fausset?
Maintenant que ton sein, d'une étoile nouvelle
Chamarré par le roi, nous parle de ton zèle,
Tu riras de Tircis : que veux-tu, dès long-temps,

---

(1) Quand la langue d'Homère et du Tasse, de Virgile et
de Voltaire s'essaient à chanter celui qui leur appartient
également, puisque tous les peuples peuvent lire l'Hippocrate Français dans leur langage, l'idiome de Gondouli serait-
il le seul qui resterait muet? et parce que ce modeste dia-
lecte de l'orgueilleuse reine des langues habite le pays natal
de notre archiâtre, rougirait-il de faire entendre ses cham-
pêtres accens, humbles bâtards du mignard et coquet italien,
du sonore et ronflant espagnol, du noble et mâle français.
Généreuse Occitanie, c'est moi qui te vengerai d'un injuste
mépris ; les accens de la reconnaissance sont mélodieux dans
toutes les langues, et je ne souffrirai pas que celle dont la
voix devait célébrer la première le génie dont tu as été le
berceau, s'humilie devant ses orgueilleuses rivales, et de-
vienne ingrate par une coupable honte.

Les petits ici-bas prêtent à rire aux grands.
Cependant tu n'es pas de cette vile engeance
Dont la bourse engloutit les deniers de la France ;
De ces lords qui flanqués de trois maigres piqueurs,
Colportent dans un char , baigné de nos sueurs ,
Le dîner et l'ennui d'une honteuse pause,
Portal , jamais ton cœur ne connut l'arrogance.
A tes yeux éclairés les hommes sont égaux ,
Et tu penses encore aux modestes sabots
Que Gaillac voit braver les neiges de décembre,
Quoiqu'à pied sec César (1) te ramène à ta chambre ;
Tu penses au vilain dont le bras nourricier
Sème ton champ, de vin abreuve ton cellier.
S'il te souvient encor du toit qui t'a vu naître :
Que dis-je? de ton cœur pourrait-il disparaître !
(L'oiseau qui s'en va pondre au nid de son voisin
N'oublia jamais l'arbre où l'attira la faim.)
Que la reconnaissance à ton âme attendrie
Fasse agréer les vœux des fils de la prairie.
Bon et vaillant Henri , dont le front belliqueux ,
Tel qu'un chêne battu des aquilons fougueux ,
Défiait du dieu Mars l'impuissante colère ,
Si ton fils à l'abri de son art tutélaire ,
D'un tranquille sommeil peut goûter les douceurs ,
Portal n'aime pas moins le pauvre et ses douleurs ;
Et la main que le trône a commise à sa garde
Va porter ses bienfaits sous l'obscure mansarde.

Des honneurs qui sur toi fondent à flots brillans
Gaillac avec transport voit grossir les torrens ;

---

(1) Automédon du docteur.

Parmi les jeux, les chants et les ris du Parnasse,
Je n'ai vu qu'Atropos qui te fit la grimace.
A t-elle si grand tort? et de tous ses rivaux
Quel autre plus souvent ébrécha-t-il sa faux?
Au ténébreux séjour d'Ixion, de Sisyphe,
Sans toi, que de mortels eût entraînés sa griffe?
J'en jure par le Styx, tu serais immortel
Portal, si tous les fils que ton savant scapel
Dérobe chaque jour à la parque tremblante
Allongeaient de tes ans la trame défaillante.

V. T. Dussi.

FIN.